DE

L'ATROPHIE DENTAIRE

PRODUITE PAR

LA SYPHILIS HÉRÉDITAIRE CHEZ L'ENFANT

PAR

Auguste DESCAMPS

DOCTEUR EN MÉDECINE DE LA FACULTÉ DE PARIS

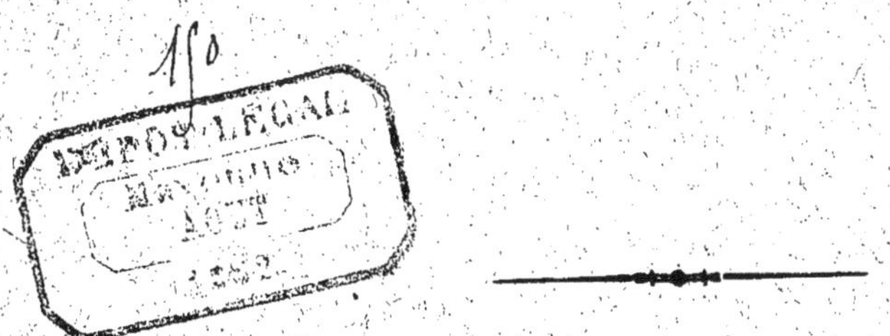

PARIS

ALPHONSE DERENNE

52, Boulevard Saint-Michel, 52

1882

DE

L'ATROPHIE DENTAIRE

PRODUITE PAR

LA SYPHILIS HÉRÉDITAIRE CHEZ L'ENFANT

PAR

Auguste DESCAMPS

DOCTEUR EN MÉDECINE DE LA FACULTÉ DE PARIS

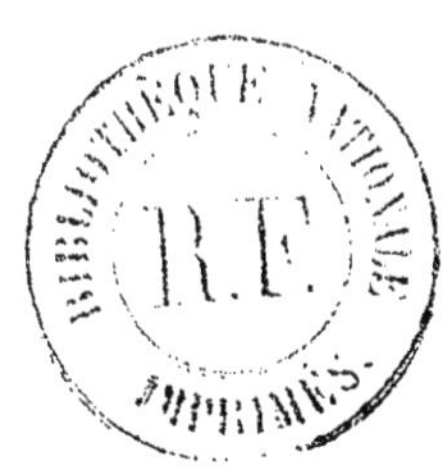

PARIS

ALPHONSE DERENNE

52, Boulevard Saint-Michel, 52

1882

DE L'ATROPHIE DENTAIRE

PRODUITE PAR

LA SYPHILIS HÉRÉDITAIRE CHEZ L'ENFANT

INTRODUCTION

La syphilis héréditaire engendre des lésions nombreuses et caractéristiques, telles que altérations spéciales du maxillaire, taches sur la peau aux points d'élection, pendant la vie intra-utérine et pendant les deux ou trois premières années qui suivent la naissance.

Elle occasionne aussi des altérations spéciales des dents, altérations qui n'appartiennent qu'à elle seule, qui ne se développent que sous son influence. Ce sont ces lésions, parfaitement observées et magistralement décrites par M. le professeur Parrot, qui vont faire l'objet de ce modeste travail.

Qu'il nous soit permis de remercier M. G. Berne, interne des hôpitaux, à l'obligeance duquel nous devons le plan de cette étude dont il a su nous faire apprécier l'importance et l'intérêt.

---

sur les maladies des dents, parle de l'altération dentaire
en termes caractéristiques. Il dit qu'elle vient « surtout du
rachitisme, de la petite vérole, de la rougeole et du scorbut ». Il décrit même la lésion des dents, parle de la
forme en nappe que M. Parrot a également signalée dans
l'atrophie sulciforme. Il remarque parfaitement que les
dents peuvent être sillonnées, piquetées, hérissées, quelquefois tout à fait dépourvues d'émail. Il va même jusqu'à
énumérer les dents atteintes par ordre de fréquence : les
premières molaires, les incisives supérieures, les incisives
inférieures et les canines. L'étude de Bunon nous paraît
être le résultat d'une observation attentive et sagace.

Après Fauchard et Bunon, il s'écoule un assez long
temps avant qu'on parle des altérations des dents : c'est à
peine si Jean-Louis Petit les signale dans son *Traité des
maladies des os*.

En l'an VI de la République, Mahon traite de l'étiologie
des « rainures dentaires ». Il les attribue au mauvais état
de la nourrice, à la mauvaise santé des parents, à un
allaitement insuffisant ou encore à des maladies graves,
telles que la coqueluche, la petite vérole, le scorbut, la
rougeole, les fièvres malignes. Cet auteur décrit même avec
assez d'exactitude ces rainures qui constituent aujourd'hui
pour nous les sillons ou atrophie sulciforme.

Duval et Fournier, en 1815, sont les premiers qui
emploient le mot atrophie dentaire. Dans son article
dent du *Dictionnaire* en 60 volumes, Fournier écrit que
l'atrophie est caractérisée tantôt par des lignes saillantes,
ondulantes et transverses, tantôt par des rainures rugueuses
ou des enfoncements pointillés, dans quelques cas par une

disparition totale de l'émail. Le mérite de Fournier, c'est d'avoir relié ces altérations dentaires à une affection héréditaire contractée par le fœtus dans l'utérus maternel et d'avoir signalé ces altérations sur les dents de la première dentition, phénomènes caractéristiques qui n'avaient jamais été indiqués avant lui. Il ne parle pas de la syphilis, il est vrai, mais c'était déjà un grand pas au point de vue étiolologique, puisque les parents étaient invoqués comme la cause directe de cette atrophie des dents. On pourrait croire que Fournier avait pressenti, pour ainsi dire, la véritable cause.

En 1835, Oudet, dans l'article dent du *Dictionnaire* en 30 volumes, décrit en ces termes l'atrophie dentaire : « Tantôt, dit-il, la couronne est parcourue dans son con- « tour par un léger sillon ou une dépression circulaire en « forme de gouttière ; tantôt elle est gravée de petits en- « foncements inégaux semblables à des piqûres parsemées « çà et là irrégulièrement, etc... » Un peu plus loin, au point de vue de l'étiologie, Oudet distingue l'atrophie dentaire en idiopathique et symptomatique : la première dépendrait de causes locales qui ont troublé les fonctions de la membrane interne du follicule et n'atteindraient que peu de dents ; la deuxième en attaquerait un plus grand nombre et reconnaîtrait pour cause « les affections exanthématiques « de la peau telles que variole, rougeole, phlegmasies de « la membrane muqueuse des voies digestives, fièvres de « mauvais caractère, rachitisme, état de langueur et de « dépérissement auquel les enfants sont si souvent sujets « pendant le cours de la dentition. »

En 1857, Hutchinson, en Angleterre, est le premier

auteur qui ait parlé de la syphilis comme cause des altérations dentaires. Mais il a eu le tort de ne décrire qu'une seule variété d'atrophie, variété qui d'ailleurs porte son nom, c'est l'atrophie hutchinsonienne, caractérisée d'abord par l'échancrure du bord libre de la dent, échancrure qui est limitée par deux petites cuspides latérales ; en second lieu par le changement de la coloration de la dent et par l'absence plus ou moins complète de l'émail qui détermine rapidement l'usure de l'organe. D'après ce même auteur, ces lésions se borneraient presqu'exclusivement aux incisives et aux canines, les molaires n'étant que rarement altérées.

Outre qu'Hutchinson n'examine qu'un côté de la question, on peut encore reprocher à cet auteur d'avoir assigné pour cause aux altérations dentaires qu'il a, du reste, parfaitement décrites, la stomatite développée elle-même sous l'influence du traitement mercuriel. Enfin, il erre gravement lorsqu'il ne signale ces altérations que sur les dents de la deuxième dentition.

Puis les auteurs qui se sont occupés des maladies dentaires que nous traitons ici, sont Tomes et Broca. Ces auteurs n'ont pas fait avancer la question comme étiologie et comme description.

M. Magitot vient ensuite : cet auteur invoque les convulsions de l'éclampsie et de la méningite.

M. Castanié, dans sa thèse de doctorat en 1874, accepte les idées de M. Magitot et attribue à la scrofule un rôle prépondérant dans l'étiologie de l'érosion dentaire.

En 1879, M. Gaston Rattier a soutenu une thèse à la Faculté dans laquelle il combat à tort, selon nous, le mot

atrophie employé par Duval et Fournier, car l'atrophie est
une lésion caractéristique de l'affection, lésion qui n'avait
point échappé à la sagacité de M. Hutchinson. Ce dernier,
en effet, indique comme premier caractère de la syphilis
dentaire l'atrophie, la petitesse « smollness » de la dent.
Mais ce n'est pas le seul reproche que nous adressons à
M. Rattier. Il a, en effet, commis la faute plus grave,
selon nous, d'attribuer à une cause unique qui n'est pas à
invoquer, l'érosion dentaire.

Cet auteur la rattache exclusivement aux affections à
forme convulsive : toutefois reconnaissons qu'il n'a pas
commis l'erreur d'Hutchinson et qu'il a parlé avec raison
de l'érosion dentaire sur les dents de la première dentition.

C'est à M. le professeur Parrot que revient l'honneur
d'avoir établi que la syphilis était bien la cause véritable
de ces affections dentaires, d'avoir démontré leur variabi-
lité au point de vue symptomatique et d'avoir classé magistralement les différentes lésions qu'elles présentent. La
classification de M. Parrot facilite l'étude de cette intéressante question et sa division en atrophie sulciforme, cupuliforme, hutchinsonienne, en hache et cuspidienne repose
sur l'observation attentive de faits cliniques nombreux et
indéniables.

CHAPITRE II

A. *Anatomie normale.* — Les dents, organe de la mastication, sont au nombre de trente-deux chez l'adulte, et de vingt dans le jeune âge. Elles sont implantées dans les alvéoles des maxillaires et y sont maintenues solidement par le périoste alvéolo-dentaire qui leur adhère, dépasse le rebord alvéolaire, s'unit intimement à la muqueuse gingivale et la fixe sous la couronne. Par leur juxtaposition, les dents forment les arcades dentaires. Celles-ci sont symétriques à chaque mâchoire ; elles sont superposées en arrière comme les mors d'une pince et s'entre-croisent en avant, l'inférieure étant inscrite dans la supérieure.

Les dents diffèrent par leur situation, leur durée, l'époque à laquelle on les voit paraître. Sous le rapport de la forme, on les divise en : 1° *incisives* qui sectionnent ; 2° *canines* qui déchirent comme des crochets ; 3° *molaires* destinées au broiement et à la trituration des aliments.

La dent se compose de la couronne, de la racine, d'un collet qui unit la racine à la couronne. La couronne est extérieure, recouverte d'une couche d'émail. La racine unique ou à plusieurs divisions, est contenue dans l'alvéole, à laquelle elle est fixée par le périoste alvéolo-dentaire : elle est couverte d'une couche osseuse qui porte le nom de cément.

Sur une incisive fendue par le milieu, nous trouvons : 1° la cavité dentaire contenant la pulpe dentaire, émanation du bulbe, tissu conjonctif, mou, riche en vaisseaux et en nerfs, recouvert de plusieurs couches de cellules cylindriques dont les prolongements pénètrent dans les canalicules de l'ivoire et forment les fibres dentaires proprement dites ; 2° l'ivoire ou dentine, couche d'une dureté remarquable enveloppant la pulpe, se composant d'une substance fondamentale, homogène et pourvue de canalicules contenant les fibres dentaires. Ces tubes partent de la surface de la pulpe et se terminent au niveau ou dans l'épaisseur de la couche interne de l'émail et du cément.

On a attribué longtemps à l'ivoire une sensibilité propre, et on s'appuie sur ce que les dents ressentent vivement l'impression de la température, des acides, et perçoivent les qualités physiques des corps soumis à leur contact. Cette sensibilité est tout à fait étrangère à la dentine, et doit être attribuée à la facilité extrême avec laquelle cette substance subit les moindres vibrations, les moindres ébranlements que lui impriment les corps extérieurs et qu'elle transmet à la pulpe dont le tissu, très riche en nerfs, remplit exactement sa coque solide, et perçoit ainsi les moindres impressions qui lui sont communiquées (1).

3° Enfin nous trouvons l'émail, substance d'un blanc laiteux, épaisse sur la face triturante, mince sur les faces. L'émail recouvre complètement la couronne et est enveloppé lui-même par une membrane amorphe très mince, cuticule mince de l'émail, trés difficilement attaquable par les réactifs.

1. Magitot, *Traité de la carie dentaire.*

Les dents ont été réparties, d'après l'époque de leur apparition, en dents de première et de deuxième dentition. M. Magitot a donné une classification différente et a divisé l'ordre d'évolution du système dentaire en cinq périodes d'éruption qui sont :

Première période : 20 dents temporaires, du sixième au trente-deuxième mois après la naissance.

Deuxième période : 4 premières molaires avant la chute d'aucune dent temporaire, de la cinquième à la sixième année.

Troisième période : chute des 20 dents temporaires et leur remplacement par 20 dents permanentes, de la septième à la douzième année.

Quatrième période : 4 secondes molaires, de la douzième à la treizième année.

Cinquième période : 4 dernières molaires ou dents de sagesse, de 18 à 25 ans.

Au point de vue chimique, voici quelle est la composition des dents :

	Ivoire	Email	Os
Substances organiques......	27.61	3.39	33.30
Phosphate de chaux.........	66.72	89.82	51.04
Carbonate de chaux.........	3.36	4.37	11.30
Phosphate de magnésie......	1.08	1.34	1.16
Sels solubles.............	0.83	0.88	3.20

D'après ce tableau, on peut constater que la substance organique ainsi que le carbonate de chaux sont en moindre proportion dans l'ivoire et l'émail que dans le tissu osseux, mais aussi les phosphates sont plus abondants dans le tissu dentaire que dans l'os.

B. *Anatomie pathologique.* — Nous avons étudié dans le paragraphe précédent l'anatomie normale de la dent. Voyons maintenant sur quelles parties la syphilis vient exercer son influence.

L'anatomie pathologique des dents syphilitiques porte sur l'émail et l'ivoire.

L'émail disparaît le plus souvent et laisse ainsi l'ivoire à nu ; quelquefois, au contraire, mais rarement, l'altération de l'émail est caractérisée par un épaississement. Cet émail bourgeonne et forme un bourrelet limitant la partie restée saine et l'érosion dentaire. La couleur change ; au lieu d'être d'un blanc laiteux comme à l'état normal, il devient jaune noirâtre. Les dents, dit Hutchinson, au lieu d'être claires, régulières à leur surface, comme celles qui ne présentent aucune altération, nous offrent au contraire une coloration d'un gris sale ; elles sont complètement dépolies et rugueuses, et il n'y a pas moyen de modifier cette coloration par le nettoyage. Hutchinson aurait de la tendance à attribuer le dépoli de la dent à l'absence de l'émail. D'après M. Rattier, au contraire, l'irrégularité de la surface libre des dents lésées tiendrait à l'inégalité des prismes qui constituent dans les points altérés la couche de l'émail. Ce dernier auteur ajoute que des matières étrangères se déposant entre ces aspérités leur communiquerait une coloration généralement plus foncée que celle du reste de la dent ; telle serait l'explication du changement de coloration des dents malades.

Les altérations de l'émail portent encore sur sa dureté, il devient le plus souvent mou, friable, et ne conserve plus cette résistance qui est une de ses propriétés caractéristiques. Hutchinson nous raconte encore que cette friabilité des dents les expose à une usure rapide, à tel point que des dents de jeunes gens peuvent être comparées à celles des vieillards qui ont été usées par le temps.

Nous emprunterons aux leçons remarquables de M. le professeur Parrot sur la syphilis dentaire, la description anatomo-pathologique de l'ivoire :

« Quant aux altérations de la dentine, dit ce savant
« professeur, lorsqu'on pratique une coupe de la dent,
« on aperçoit au microscope une série de zônes correspon-
« dant à un sillon ou à l'une des érosions de l'émail à la
« surface. Ces zônes ont la forme des chapeaux de den-
« tine, et l'altération est plus épaisse au niveau de la
« portion supérieure que sur les parties latérales. Ces
« altérations de la dentine consistent en de véritables glo-
« bules formant une ou plusieurs couches et ressemblant
« d'une façon remarquable aux granulations sphéroïdales
« qui appartiennent à l'époque du développement de la
« couronne. »

CHAPITRE III

L'exposé clinique des altérations dentaires produites par la syphilis comprend l'étiologie c'est-à-dire la détermination exacte et précise du rôle de la syphilis dans la production des lésions que nous avons à étudier : nous aborderons ensuite la symptomatologie portant sur les troubles proprement dits des dents canines, incisives et molaires, et enfin nous étudierons les signes de syphilis héréditaire se manifestant sur les divers appareils et éclairant la nature et le diagnostic des lésions dentaires. Nous terminerons ce chapitre par la valeur pronostique et diagnostique de ces lésions, après avoir indiqué leur importance séméiologique. Nous passerons brièvement sur le diagnostic, car, suivant l'opinion de M. Parrot, ces lésions portent si bien en elles-mêmes le cachet de leur origine et de leur nature qu'il est presque impossible de les confondre.

A. *Étiologie.* — Comme nous l'avons déjà dit à l'historique, les causes de ces altérations ont été longtemps inconnues et celles qu'on invoquait n'étaient que de vaines hypothèses. Il faut que nous arrivions à Hutchinson qui a ébauché la question, et à M. le professeur Parrot qui l'a complètement élucidée pour assigner enfin à la syphilis le rôle unique qu'elle joue dans la production de ces altérations. Les auteurs du siècle dernier ont invoqué les pyrexies et jusqu'à ce jour cette opinion a été partagée par beaucoup d'auteurs ; mais, comme le dit M. Parrot, les pyrexies ne sauraient expliquer les altérations dans la vie intra-utérine : de plus, elles ne pardonnent presque jamais peu de temps après la naissance.

Nous ne saurions admettre non plus la scrofule et encore moins les affections à forme convulsive auxquelles M. Magitot et ses élèves font jouer un rôle prépondérant, et cela pour plusieurs raisons :

1° Les convulsions ne, sont pas toujours constatées : M. Rattier lui-même, dans l'une de ses observations, avoue que les convulsions ont été niées par le malade et les parents du malade, En outre, nous avons pu observer nombre de fois que les érosions se rencontraient chez des enfants qui n'avaient jamais eu d'accidents convulsifs. Notamment, nous nous souvenons d'avoir vu, à l'hôpital Trousseau, à la consultation de M. Lannelongue, une enfant atteinte de nombreuses altérations dentaires chez laquelle, après avoir soigneusement interrogé la mère et l'enfant, nous n'avons nullement constaté la préexistence de convulsions. Il est vrai qu'en revanche la mère a avoué la syphilis par la description d'accidents qui ne permettaient pas de s'y méprendre.

2° Sur bon nombre de sujets, l'altération s'est produite ou a débuté durant la vie intra-utérine dont les accidents névropathiques sont inconnus ou tout au moins fort problématiques.

3° La hauteur et la profondeur des lésions si bien expliquées par la durée et l'intensité d'action de la syphilis héréditaire sont inconciliables avec le temps relativement très court des accès éclamptiques. L'évolution même des dents ne permet point de se rattacher à l'opinion de M. Magitot. Ainsi il est actuellement démontré que la première molaire qui presque toujours est seule atteinte à l'exclusion de la deuxième, ayant de un à deux millimètres à la naissance et commençant à pousser vers le sixième mois de la vie intra-utérine, a par conséquent mis trois mois à constituer ces deux millimètres de dentine. Or, M. Parrot a trouvé que, chez un enfant, une altération de la première molaire avait sept millimètres de haut, ce qui, d'après la théorie de M. Magitot, nécessiterait des convulsions continuelles variant entre vingt-et-un mois, chiffre maximum, et quatorze mois, chiffre minimum, en admettant même que les dents évoluent avec la même rapidité chez les enfants de mauvaise constitution qui présentent ces altérations. Mais c'est là une hypothèse peu probable ; nous aurions plutôt de la tendance à croire, au contraire, que les dents altérées croissent plus lentement en raison du mauvais terrain sur lequel elles se développent.

4° Il est des dents qui poussent surtout aux époques où les convulsions éclamptiques se montrent fréquemment chez les enfants et qui pourtant ne sont point lésées. Pourquoi ne présentent-elles pas d'altérations ? Elles naissent pourtant au milieu des conditions qui engendrent l'érosion ; c'est là une anomalie que l'opinion de M. Magitot ne nous expliquera certainement pas. M. Magitot admet bien que la seconde molaire, par exemple, ne présente pas d'altération ; mais la raison de cette particularité doit être pour lui absolument inconnue. Quant à nous, nous dirons qu'elle

n'est pas atteinte parce que l'influence de la syphilis héréditaire est sinon éteinte, du moins singulièrement di-
minuée.

5° Comment expliquer la régularité si intéressante et en
même temps si curieuse avec laquelle les dents sont frappées,
régularité qui a été décrite par M. Magitot lui-même ?
Pourquoi ces altérations présentent-elles toujours le même
cachet ; attaquent-elles constamment les mêmes dents évo-
luant à des périodes déterminées de l'existence ? La solu-
tion du problème ne saurait être donnée par les convulsions
qui, elles, peuvent se montrer à tous les âges et indistincte-
ment. N'est-ce pas plutôt parce que la maladie, dont l'altération dentaire est la conséquence, se montre à peu près toujours au même âge, évolue dans la même période de la vie
pour s'éteindre aussi à une époque déterminée ? Telle est la
seule explication, croyons-nous, que l'on puisse donner de
cette régularité, de cette altération méthodique et en
quelque sorte systématique.

6° Les lésions nombreuses qui accompagnent toujours
les accidents dentaires sont le plus souvent améliorées,
sinon complètement guéries, par l'iodure de potassium et
le mercure qui, suivant l'expression de M. Fournier,
constituent le traitement anti-syphilitique par excellence.
Si nous appliquons ce vieil adage si connu : « *Naturam
morborum curationes ostendunt* », nous serons conduit à
admettre l'existence de la syphilis, alors même qu'elle
serait niée énergiquement. Or, la nature syphilitique des
lésions qui accompagnent constamment les altérations dentaires étant surabondamment prouvée par le traitement,

nous pouvons conclure à la nature syphilitique de ces alté-rations dentaires elles-mêmes.

On a invoqué le rachitisme, mais ici il n'y a qu'une simple coïncidence quand le rachitis se rencontre avec l'atrophie dentaire et non pas une relation de causalité, un rapport de cause à effet. Car, d'après la communi-cation de M. Parrot au Congrès international de Londres, le rachitis ne serait lui-même que la dernière manifestation de la syphilis héréditaire.

Pour résumer l'étiologie de l'atrophie dentaire, nous emprunterons à notre savant maître, M. Parrot, le passage suivant :

« Pour nous, toujours et en toutes circonstances, dit-il,
« les altérations dentaires que nous avons décrites sont la
« conséquence de la syphilis héréditaire. Nous en trouvons
« les preuves, soit dans les altérations osseuses, soit dans
« les macules, soit dans les ulcérations syphilitiques
« actuelles ou éteintes que nous rencontrons constamment
« sur le corps des enfants atteints d'altérations dentaires :
« syphilis cutanée, syphilis osseuse, macules ou traces,
« telles sont les preuves qui nous sont fournies au moins
« 95 fois sur 100. Nous pourrions encore citer l'altération
« des maxillaires, l'alopécie fréquente chez l'enfant, suite
« de l'altération du follicule pileux, analogue à l'altération
« dentaire. »

B. *Symptomatologie.* — Nous nous aiderons encore ici du travail de M. Parrot, et nous admettrons comme lui les cinq variétés d'atrophie qu'il a si bien décrites et nous ferons remarquer quelles sont les dents spécialement affectées dans chacune de ces cinq variétés.

1° L'atrophie cuspidienne est une altération portant sur le bord libre de la couronne, changeant ainsi la canine, par exemple, en un tronc de cône. Cette variété attaque principalement les molaires et prémolaires de la première et de la seconde dentition. Puis, par ordre de fréquence, les incisives et plus rarement les canines. La coloration change et forme un contraste frappant entre la partie saine et la partie altérée : celle-ci devient jaunâtre, quelquefois noirâtre. Sa consistance change également, elle devient molle et friable.

2° L'atrophie cupuliforme, comme son nom l'indique, forme une sorte d'ulcération de la | dent. L'émail disparaît laissant ainsi l'ivoire à nu : cette ulcération n'est pas unique, le plus souvent il y en a deux, trois, formant de petites cupules à bords nets, arrondis, comme taillés à l'emporte-pièce. Quelquefois aussi on les rencontre avec la forme cuspidienne et la variété suivante ou atrophie sulciforme. Leur coloration est d'un noir sale ; il n'est pas rare d'observer dans ces anfractuosités des corps étrangers laissés par la mastication. De plus, ces cupules pourraient être comparées non sans raison aux ulcérations de la carie du premier degré, n'étaient la netteté et la régularité de leur contour. L'atrophie cupuliforme s'observe presque exclusivement sur les incisives et est la plus fréquente des altérations dentaires.

3° L'atrophie sulciforme ou en sillons, comme son nom l'indique, est également fréquente et ainsi que la précédente s'observe surtout sur les incisives. Elle forme une espèce de sillon tranversal, sinueux. Il peut même y avoir deux ou trois sillons parallèles entr'eux. Sur une dent affectée de cette altération, il n'est pas rare de rencontrer l'atrophie cupuliforme, comme nous l'avons déjà dit, l'atrophie sulciforme siégeant sur la face antérieure de la dent, et les cupules sur la face postérieure, particularité qu'il n'était pas sans intérêt de signaler. M. Parrot donne une explication satisfaisante de la production mécanique de l'atrophie sulciforme. D'après lui les sillons ne seraient autre chose que le résultat de la réunion de plusieurs petites cupules.

4° L'atrophie en hache est assez rare ; elle survient au moment où la dent sort de l'alvéole et consiste en une disparition de l'émail au niveau du collet qui est étranglé et est, par suite, exposé à être attaqué par les sucs de la bouche. Son siège ordinaire est sur les incisives médianes.

5° Nous arrivons enfin à la variété si bien décrite par Hutchinson et que nous appellerons variété hutchinsonienne, du nom de l'auteur. Elle consiste en une érosion du bord tranchant de la couronne, laissant ainsi deux petites cuspides latérales ; c'est surtout sur les incisives médianes supérieures qu'on la rencontre, et quelquefois sur les canines. Laissons ici d'ailleurs la parole à l'auteur lui-même. « Il y a un état particulier des dents, dit « Hutchinson, qui résulte de l'influence de la syphilis « héréditaire ; voici quels sont les caractères les plus fréquents de cet état : les dents sont petites, espacées les « unes des autres ; au lieu d'être plates, elles sont souvent « arrondies. Leur bord libre est échancré : cette échancrure est large et peu profonde, quelquefois elle est « remplacée par des dentelures en forme de scie. Les « dents offrent peu de résistance et pour cette raison sont « exposées à une usure rapide. Au lieu d'être claires,

— 24 —

« unies à leur surface comme les dents saines, les dents
« altérées présentent une coloration d'un noir sale et son
« complètement dépolies et rugueuses.

« Les molaires peuvent aussi être altérées, mais à un
degré beaucoup moindre. » Ces signes, ajoute Hutchinson,
sont complètement différents de ceux que présente la carie
dentaire.

Avant de terminer la description des symptômes locaux,
rendons encore hommage à M. Parrot dont les études ont
si bien éclairé la question, car avant lui les quelques des-
criptions qu'on avait données des altérations dentaires d'origine syphilitique étaient tout à fait incomplètes et assez em-
brouillées. Voici, en effet, ce que disait M. le docteur
Delestre en 1879. « Les dents ont perdu toute transpa-
« rence ; elles sont devenues comme schisteuses, en écailles
« d'huître, c'est-à-dire qu'elles semblent composées de
« couches lamelleuses superposées, verdâtres. Les cou-
« ches sont d'autant plus épaisses ou en plus grand nom-
« bre que l'on se rapproche du collet de la dent. Les
« dents sont en outre plus étroites et plus détruites au
« bord libre qu'au collet, ce qui donnait la disposition
« qu'Hutchinson a appelée la forme en tourne-vis (1). »
Il y a loin certes de cette description judicieuse, mais un
peu vague, de M. Delestre à la description complète, dé-
taillée et classée de M. Parrot.

C. *Symptômes concomitants.* — La syphilis héréditaire
se montre le plus ordinairement sur d'autres organes que

---

1. *Rapport sur la syphilis héréditaire infantile* par le docteur R
Blache. *Union médicale*, 21 janvier 1879. Tome 1ᵉʳ, p. 97.

les dents, et c'est précisément parce que les lésions dentaires que nous venons de décrire s'accompagnent toujours
d'un cortège imposant d'empreintes syphilitiques que nous
sommes en droit, après MM. Hutchinson et Parrot, d'attribuer à la syphilis la production de l'atrophie dentaire.
Nous dirons même avec M. Parrot que l'atrophie dentaire
est beaucoup moins commune que les autres signes de la
syphilis héréditaire, mais en revanche elle s'imprime sur
les dents en caractères indélébiles ; suivant l'expression du
même auteur, ces empreintes sont solides et tenaces, elles
peuvent garder leur physionomie originelle, non-seulement
durant la vie de l'individu, mais après sa mort pendant de
longs siècles.

Il n'en est pas de plus incontestables pour démontrer la
très haute antiquité de la syphilis.

Nous allons énumérer rapidement les symptômes qui se
rencontrent avec les lésions dont nous nous occupons par-
ticulièrement.

Du côté de la peau, nous trouvons plusieurs altérations
caractéristiques dont plusieurs ont des sièges d'élection,
telles que les macules de M. Parrot, qu'on rencontre à la
partie inféro-postérieure du tronc, au niveau du sacrum et
du coccyx et sur les membres inférieurs, en arrière, notamment sur les fesses et les cuisses. Ces altérations sont des
plaques arrondies, couleur de jambon ou d'un blanc nacré, plissées et parfois même un peu gauffrées, et au milieu desquelles on peut apercevoir une petite cicatrice li-
néaire. On peut encore constater, comme je l'ai fait nombre de fois, des lignes verticales et horizontales blanches,
au pourtour des commissures labiales et des narines, for-

mant là des traces évidentes de cicatrices. On rencontre encore du côté de la peau, de l'alopécie, des bulles, des pustules, des ulcérations.

Aux lèvres et principalement à la lèvre supérieure, on constate des fissures au nombre de deux au plus. Ces fissures se rencontrent encore au niveau des autres orifices extérieurs tels que l'anus où elles prennent le nom de ragades. A la langue, on trouve une affection circinée ou desquamative débutant par des taches blanches circulaires très caractéristiques ; on peut aussi y constater des sillons transversaux.

Plus profondément, à la période active de la syphilis, on constate des gommes : les muqueuses sont frappées de catarrhe : la pituitaire est enflammée, il y a du coryza chronique. Les viscères offrent toute une série d'affections, en particulier le foie comme nous l'avons noté dans une de nos observations. M. Depaul a observé en 1853 des lésions pulmonaires d'origine syphilitique (1).

On a constaté quelquefois sur le testicule chez l'enfant des lésions analogues à celles de l'adulte, c'est-à-dire de la tuméfaction et des nodosités.

Ce n'est pas seulement sur la peau et les viscères que la syphilis héréditaire exerce son influence : elle frappe aussi les organes des sens.

Ainsi, dans un mémoire qu'il publia en 1863, Hutchinson décrivit une kératite hérédo-syphilitique. Cette kératite serait caractérisée au début par une opacité légère qui, attei-

---

1. Depaul. — Mémoire sur une manifestation de la syphilis congénitale consistant dans une altération spéciale des poumons (*Mém. de l'Acad. de méd.* 1853, T. XVII, p. 503).

gnant plus souvent le centre en premier lieu que la périphérie, s'étendrait ensuite peu à peu dans tout l'organe, à tel point que certaines parties sont déjà guéries quand d'autres sont à peine envahies. Cette kératite interstitielle d'origine syphilitique et ses relations avec les altérations dentaires furent dans la séance du 15 novembre 1871, l'objet d'une vive discussion soulevée par M. Panas à la Société de chirurgie. Les avis furent très partagés, chacun apportant son contingent d'observations à l'appui de son opinion. Pour nous, nous ne serons point aussi affirmatif que M. Hutchinson, car il résulte des discussions dont cette question a été le motif, que cette kératite interstitielle est liée à une constitution faible et à une nutrition insuffisante et qu'elle peut tirer son origine aussi bien du lymphatisme, de la scrofule ou de la tuberculose que de la syphilis. Hutchinson a encore noté des altérations de l'oreille interne dans la syphilis héréditaire. Faisant allusion à une observation d'otite labyrinthique présentée par Knapp, M. Duplay s'est demandé si le labyrinthe a été d'abord et isolément atteint ou s'il n'a pas été envahi consécutivement à l'inflammation chronique de la caisse, assez commune chez les syphilitiques (1).

Les os sont aussi et surtout le siège de lésions syphilitiques. Le crâne est l'objet d'une déformation typique, particulière qui lui a fait donner le nom de *crâne ratiforme* par M. Parrot : les sutures sont pour ainsi dire enfoncées et limitent quatre éminences qui ne sont autres que les bosses pariétales et frontales.

1. Follin et Duplay. *Traité élémentaire de pathologie externe*, t. 4, p. 17.

De plus la boîte crânienne est augmentée de volume. Le tissu osseux lui-même, beaucoup plus épais qu'à l'état normal, est le siège de lésions consistant essentiellement en des couches ossiformes nouvelles, véritables ostéophites qui se développent à la périphérie des os longs et plats, spécialement aux deux fémurs dans ce point de localisation précisé que M. Lannelongue appelle le *bulbe de l'os*. Les os des membres offrent des exostoses évidentes, et au point de vue de la fréquence, comme altérations nous noterons, outre le fémur déjà indiqué, le tibia, le cubitus, le radius, la clavicule et le frontal.

D'après M. Lannelongue, les lésions osseuses de la syphilis héréditaire n'auraient jamais été observées avant l'âge de quatre ou cinq ans. Ajoutons encore qu'outre ces altérations, nous pouvons rencontrer en même temps que la syphilis dentaire toutes les lésions caractéristiques du rachitisme, qui n'est également qu'une manifestation de la syphilis constitutionnelle, et, dont l'éclosion, suivant l'opinion de M. Bouchard, serait hâtée et favorisée par la pauvreté, l'air confiné, la mauvaise nourriture, le défaut d'exercice, en un mot, par toutes les causes qui peuvent déterminer le ralentissement de la nutrition, la déchéance de l'organisme. Quel que soit le titre des conditions invoquées par M. Bouchard, ces conditions ne peuvent agir en tant que causes efficientes, que si elles sont aux prises avec un organisme syphilitique.

Nous allons donner maintenant, à l'appui de ce que nous avons écrit, quelques observations que nous croyons concluantes. Les deux premières sont dues à l'obligeance

de M. Berne, interne de M. Lannelongue à l'hôpital Trousseau.

OBSERVATION I

Léon B... (11 ans) entre le 10 mars 1882 à l'hôpital Trousseau,
service de M. Lannelongue. Le jeune B... présentait à la partie supérieure et postérieure de la fosse temporale droite, une tumeur molle,
dépressible à son centre et dont la périphérie se continuait insensible-
ment avec la partie voisine. La pression du doigt permettait de constater une certaine dureté au point de la tumeur qui reposait immé-
diatement sur la voûte crânienne, cette tumeur avait paru au mois de
décembre 1881. Au mois de janvier suivant, la tumeur était devenue
molle : c'est dans cet état que nous avons pu l'examiner, lors de l'entrée du malade dans le service. Des douleurs de tête s'étaient manifes-
tées dès le début de l'affection.

Ces douleurs présentaient leur plus haut degré d'intensité pendant
la nuit. Notons qu'à diverses reprises, en outre de la céphalée, notre
petit malade éprouva des vertiges et des étourdissements. Nulle modi-
fication dans la coloration, la température du tégument au niveau de
la tumeur.

Au mois de janvier 1882, un matin, en se réveillant, l'enfant
éprouva de vives douleurs localisées aux deux cuisses et fut forcé de
garder le lit pendant une semaine. A cette époque, une petite plaque
blanche étant survenue dans la gorge, un médecin fut appelé, mais
son attention ne se porta pas sur la tumeur crânienne, très indolente
du reste.

Les deux fémurs sont actuellement le siège d'une notable hyperostose occupant l'extrémité inférieure de ces deux os, non leurs épiphyses, mais la portion terminale de la diaphyse. Il faut noter que,
durant tout le séjour du malade à l'hôpital, nous n'avons constaté
qu'un gonflement subaigu, les épiphyses sont absolument indemnes

et n'ont présenté aucune douleur soit spontanée, soit provoquée par la pression.

Les douleurs spontanées de la diaphyse sont fugaces, sourdes, deviennent plus vives la nuit. La pression, même très énergique, n'éveille qu'une douleur très légère. Chaque fémur est irrégulièrement augmenté de volume : l'hyperostose est marquée surtout à la partie interne. L'enfant présente un développement exagéré du frontal droit.

La langue est desquamée à son centre : elle offre de petites rainures longitudinales et transversales.

L'appareil dentaire offre les modifications suivantes : la canine inférieure gauche manque : les deux premières molaires inférieures du même côté sont transformées en petits mamelons grenus, d'aspect jaunâtre, à nombreuses aspérités. Les autres dents offrent soit des dentelures, soit de petites dépressions cupuliformes, ou bien l'état grenu et jaunâtre des dents décrites ci-dessus.

La crête palatine est très saillante ; quelques papules jaunâtres, offrant de légères fissures, siègent aux commissures buccales. Pas de cicatrices à l'anus et à la verge. La peau de la région fessière est le siège de petites macules blanchâtres, apparaissant plus nettement après une légère pression avec la paume de la main.

L'enfant a été soumis au traitement antisyphilitique, 1 gramme d'iodure de potassium par jour, frictions avec l'onguent napolitain pendant huit jours. Dès la première semaine du traitement, diminution du volume de la tumeur, dans la suite effacement progressif. Le traitement précédent fut continué, moins les frictions.

Actuellement deux mois après son entrée dans le service, Léon B... peut être considéré comme guéri de sa gomme crânienne ; l'hyperostose des fémurs est moins douloureuse et moins appréciable.

Au point de vue des antécédents personnels, Léon aurait eu la rougeole peu de temps après sa naissance, et serait resté malade jusqu'à l'âge de deux ans.

Au point de vue des antécédents héréditaires, la mère nous apprend qu'elle a toujours joui d'une bonne santé et a eu cinq enfants dont trois sont morts, sans qu'elle sache pourquoi. Elle ajoute que sa petite fille (sœur de notre malade) âgée de neuf ans a été très malade à quatre ans. Jusqu'alors elle n'avait eu que de la kératite légère.

En 1877, elle vit apparaître un gonflement notable de l'extrémité inférieure de l'humérus droit. Elle eut une tumeur à ce niveau : de la suppuration s'établit au bout d'un an. En examinant l'enfant, on constate l'existence d'une cicatrice dont l'aspect paraît caractéristique : hyperostose appréciable. Cette enfant a perdu ses dents à l'âge de sept ans. Les incisives de la mâchoire supérieure sont rudimentaires. Macules blanchâtres dans le tégument de la région fessière : à la naissance taches rosées dans cette même région. Rien à l'anus ni à la vulve.

Le père a eu, dit-il, un chancre en 1861. Il prit alors de la liqueur de Van Swieten. Ce serait donc longtemps après l'apparition du chancre chez le père que les deux enfants seraient nés.

OBSERVATION II

La nommée Pauline C... âgée de 11 ans, entre le 26 avril 1882, dans le service de M. Cadet de Gassicourt, à l'hôpital Trousseau. Cette petite fille est malade depuis un mois, si nous ajoutons foi aux renseignements que nous donne sa mère. L'enfant était atteinte de coryza chronique datant de trois ans. C'est pour cette affection qu'elle avait été adressée à l'hôpital de Berck-sur-Mer. Ce ne serait qu'au retour de la petite malade à Paris qu'on se serait aperçu de l'énorme développement de son abdomen. Les veines du tégument sont fort dilatées. L'abdomen est très distendu. De l'ascite existe, mais en médiocre abondance. La palpation permet de constater un état tout particulier du foie ; cet organe est d'une dureté ligneuse ; son bord tranchant offre des nodosités dures et de volume variable, mais la zone de matité générale du foie n'a pas sensiblement dépassé les limites physiologiques.

Procédant à l'examen du squelette, M. Cadet de Gassicourt et M. Lannelongue nous montrèrent diverses lésions éclairant singulièrement le diagnostic de l'affection hépatique : les extrémités inférieures des deux fémurs offrent une hyperostose notable, intéressant toute l'épaisseur de l'os. L'extrémité supérieure de chaque tibia est également le siège d'une hyperostose très appréciable. L'axe des deux jambes se trouve dévié en dehors. L'extrémité supérieure de l'humérus droit présente une saillie remarquable de l'épitrochlée. Le système dentaire offre des altérations morbides dignes d'intérêt.

La jeune malade ne possède qu'une seule incisive. La deuxième canine inférieure droite manque. La deuxième canine supérieure droite est très rudimentaire.

La première molaire droite supérieure présente un sillon vertical et un état de division exagérée. La deuxième incisive et la canine supérieure manquent également.

Les dents offrent en général des dentelures et une tendance à la multiplication des cuspides. L'altération cupuliforme s'observe également sur divers points de l'appareil dentaire. Nous avons constaté, de plus, une desquamation totale de la langue : trois sillons se montrent très apparents ; l'un supérieur, à la réunion du quart postérieur avec les trois quarts antérieurs de la langue : le deuxième sillon existe au niveau du tiers moyen et le troisième au quart antérieur de la langue.

Rien à l'anus ni à la vulve. Cicatrices fessières cutanées. Croûtes papuleuses à la commissure labiale gauche et au pourtour des narines.

Trois petites tumeurs roulant sous le doigt et dues probablement aux ganglions hypertrophiés, siégeant à l'extrémité inférieure de la paroi interne de l'aisselle droite.

Au niveau de la suture bi-frontale et un peu à gauche existe une petite exostose très dure, non douloureuse.

Dans cette seconde observation de syphilis infantile, nous avons recherché la part de l'hérédité ; la mère n'a voulu nous donner aucun renseignement sur elle-même : elle nous a seulement déclaré que son mari était très souvent malade.

OBSERVATION III (*personnelle*).

Marie S...., âgée de 10 ans, vient le 2 juillet 1882 à la consultation de M. Lannelongue. — L'enfant est chétive, débilitée et n'a jamais été gravement malade; pas de pyrexies ni de convulsions éclamptiques ; à sa naissance, au dire de la mère, elle n'offrait rien de particulier. Elle vient à la consultation pour une conjonctivite catarrhale.

Notre malade présente une bosse frontale très proéminente ; elle accuse un coryza chronique. A la lèvre supérieure droite, un peu en dedans de la commissure droite, fissure non douloureuse de date assez éloignée.

Rien du côté de l'ouïe. Quelques troubles oculaires antérieurs avant la conjonctivite actuelle.

Nous ne trouvons rien au thorax, ni du côté du foie.

Dans la région sacro-coccygienne, taches ou macules d'un rouge cuivré, au milieu desquelles on aperçoit une cicatrice d'un blanc nacré. Une pression légère les rend encore plus apparentes.

A la partie supérieure de la cuisse droite, macules blanchâtres ; nous en trouvons quelques autres à la nuque et aux épaules.

Dans la région du coude, syphilides papuleuses cuivrées évidentes, taches de la largeur d'une pièce de cinquante centimes.

Les fémurs sont très incurvés, courts, à la marche, il y a une exagération notable de l'écartement des genoux.

Les os ne présentent pas d'altérations bien franches.

Mais nous constatons des lésions dentaires caractéristiques. A la mâchoire supérieure, deux incisives seulement, ce sont les médianes, une seule canine. La première molaire droite manque, ainsi que la canine correspondante. Les incisives sont atrophiées, leur bord libre n'offre rien de particulier, mais sur la face antérieure on distingue deux altérations cupuliformes : la coloration n'est pas modifiée, en dehors des parties ulcérées.

A la mâchoire inférieure, quatre incisives, une seule canine. Les incisives présentent de nombreuses cupules dans la partie inférieure de la face antérieure et la partie supérieure est totalement envahie par l'atrophie sulciforme. Le bord libre de la médiane incisive droite nous offre un bel exemple de l'atrophie hutchinsonienne. Sur la prémolaire gauche, altération cuspidienne manifeste.

Au point de vue héréditaire, la mère interrogée avec soin nous apprend qu'elle a eu onze enfants. Les cinq premiers sont morts peu de temps après leur naissance, en outre, elle a fait une fausse couche. Elle prétend avoir toujours joui d'une bonne santé, et nous paraît d'ailleurs absolument saine. Mais elle se souvient que, dès le premier temps de son mariage, son mari a éprouvé de violentes céphalées nocturnes et qu'il a suivi longtemps un traitement qu'elle ne peut préciser. A l'heure actuelle, paraît-il, cet homme serait en traitement pour une affection que nous avons cru devoir rapporter à l'iritis.

OBSERVATION IV (*personnelle*).

Georges Petit-Didier, né le 10 juillet 1880, est admis le 10 juillet 1882 dans la salle Notre-Dame, service de M. le professeur Parrot, à l'hospice des Enfants-Assistés. Ce petit malade présente un crâne natiforme, volumineux ; il a en outre du coryza chronique.

Dans la région fessière, cicatrices anciennes très manifestes ; ulcération assez grande au pourtour de l'anus.

Autour des lèvres, cicatrices linéaires transversales partant des commissures labiales.

L'appareil dentaire est ainsi modifié :

Les incisives médianes supérieures ont subi une atrophie notable ; les incisives latérales de la mâchoire supérieure sont également atrophiées, mais moins que les médianes. Pas de cupules ; mais sur l'incisive latérale droite sillon transversal manifeste. Dents en scie.

Rien à la mâchoire inférieure.

Interrogé par nous, l'enfant ne répond pas à nos questions.

OBSERVATION V (*personnelle*).

Marie Michaut, née le 20 février 1869, entre aux Enfants-Assistés le 6 juillet 1882.

Cette enfant a l'air un peu idiot, ne nous donne que des renseignements assez vagues. Pourtant elle ne nous accuse ni fièvres éruptives antérieures, ni convulsions éclamptiques.

Sur la joue droite, elle porte de vastes croûtes ayant le caractère de l'impétigo, d'origine scrofuleuse. Ces croûtes sont environnées d'une auréole inflammatoire. Le bras gauche porte les mêmes lésions.

Les incisives médianes supérieures offrent dans la face antérieure de petites cupules et un sillon. Les incisives latérales sont atrophiées, surtout celle du côté droit, et celle du côte gauche porte une cupule assez grande.

La première molaire gauche a subi l'atrophie cuspidienne.

Les quatre incisives inférieures ont le bord libre dentelé en scie, sont assez rapprochées les unes des autres et présentent çà et là les atrophies cupuliforme et sulciforme.

La canine gauche a le bord libre atrophié et présente deux sillons. La canine droite, moins atrophiée, n'offre qu'un seul sillon. Rien aux molaires inférieures.

De plus, chez cette malade, l'appareil dentaire tout entier offre cet aspect schisteux, en écailles d'huîtres qu'a parfaitement noté M. Delestre ; les dents, en effet, sont verdâtres et semblent composées de lamelles superposées.

D. *Séméiologie des atrophies dentaires.* — Maintenant que, grâce aux travaux de Hutchinson et de M. Parrot, la nature syphilitique des altérations dentaires que nous venons de décrire a été parfaitement déterminée, nous pouvons brièvement rechercher le rôle que peuvent jouer ces lésions dans le diagnostic de la syphilis.

Nous nous rangeons parfaitement à l'avis d'Hutchinson qui dit : « on est en droit d'admettre la syphilis dans les « circonstances où le plus grand nombre des phénomènes « que j'énumère se rencontrent à la fois, à savoir la pe- « titesse des dents, l'échancrure du bord libre, le change- « ment de coloration et l'usure prématurée etc... »

Mais on sera bien plus en droit d'affirmer la syphilis héréditaire quand, à ces signes indiqués par l'auteur anglais, viendront s'ajouter les variétés du professeur Parrot avec le cortège ordinaire des symptômes de la syphilis infantile.

Oui, nous pouvons le dire hardiment, à l'avenir ces diverses lésions de l'appareil dentaire seront un élément sûr de diagnostic entre les mains du praticien et pourront ainsi amener l'emploi du traitement antisyphilitique et préserver par cela même le petit malade de complications redoutables dans le cas où la maladie véritable aurait été méconnue.

CHAPITRE IV

A. — Le pronostic de la syphilis dentaire serait singulièrement grave, si l'art n'était intervenu pour venir remplacer les dents malades ou tombées, si la prothèse dentaire, en un mot, n'était là pour conjurer de redoutables accidents. En effet, l'appareil dentaire étant l'organe de la mastication, ne peut suffire au broiement, à la trituration complète des aliments, s'il est affecté par l'atrophie syphilitique. De l'insuffisance de la mastication peuvent résulter des dyspepsies de toute nature ; l'ulcération dentaire elle-même peut amener l'usure complète et déterminer une inflammation qui pourrait avoir pour conséquence la nécrose des maxillaires.

B. — Le diagnostic de l'atrophie dentaire est simple. Ces altérations sont tellement bien caractérisées, au point de vue de la forme, du siège et des signes fonctionnels qu'on ne saurait les confondre avec d'autres lésions. La carie, en effet, qui seule pourrait avoir quelque analogie, n'affecte jamais d'emblée les parties convexes, lisses et polies de la couronne ; telles sont les faces antérieures des incisives qui sont au contraire constamment attaquées dans le cas d'atrophie dentaire.

Les lésions de la carie siègent ordinairement sur les

parties latérales de la dent et sont presque constamment
douloureuses, du moins, lors même que la douleur ne
semble pas exister, elle peut être provoquée, soit par la per-
cussion de la dent malade avec un corps dur et surtout mé-
tallique, soit par des changements brusques de température.
De plus la marche de la carie dentaire peut être très-rapide
et amener en peu de temps le ramollissement de la dent et
son passage à l'état de détritus d'une fétidité insupportable
(*carie humide*).

Nous ne dirons que quelques mots du traitement, qui
ne peut évidemment s'adresser qu'à la maladie générale.

Nous administrerons le traitement mercuriel par des frictions avec l'onguent napolitain, car il faut à tout prix
respecter le tube digestif du petit malade. A l'intérieur,
nous donnerons l'iodure de potassium à la dose de dix à
soixante centigrammes par jour ; en même temps, si l'enfant est très cachectisé, nous pourrons lui donner de l'iodure de fer en sirop.

CONCLUSIONS

1° L'atrophie dentaire n'est pas une maladie de nos jours, puisque nous voyons ses symptômes à peu près décrits par les auteurs du xviii° siècle.

2° Elle s'accompagne de diverses lésions qui sont les symptômes habituels d'une affection générale héréditaire.

3° Cette maladie générale n'est et ne peut être que la syphilis.

BIBLIOGRAPHIE

Fauchard. — Le chirurgien dentiste, 2 vol. Paris, 1728.

Bunon. — Essai sur les maladies des dents. Paris, 1743.

Fournier. — Dictionnaire en 60 vol., art. dent. Paris, 1815.

Oudet. — Dictionnaire en 30 vol., art. dent. Paris, 1835.

Hutchinson. — Transact. of the pathol. Society of London, IX, p. 449, X, p. de 287 à 294. 1856.

— Idem. 1863.

Mahon. — Le dentiste observateur. Paris, an VI.

Tomes. — Traité de chirurgie dentaire, trad. franç. Paris, 1873.

Magitot. — Traité des anomalies du système dentaire chez l'homme et les mammifères.

Bulletins et mémoires de la Société de chirurgie, 1875, p. 139. Traité de la carie dentaire. Paris, 1872.

Berkeley-Hill. — Monthly review of dental science, juin 1872.

Castanié. — De l'érosion ou des altération des dents permanentes à la suite des maladies de l'enfance. Th. de doc. Paris, 1874.

Broca. — Bulletins de la Société d'anthropologie, 1876, p. 236, 251, 426. Revue d'anthropologie, p. 210, 1877.

Nicati (W). — Revue mensuelle de méd. et de chirurgie. janvier 1879, p. 9.

Rattier (Gaston). — Contribution à l'étude de l'érosion dentaire. Th. de doct. Paris, décembre 1879.

Parrot. — Communication faite à l'Association pour l'avancement des sciences. Congrès de Reims, 1880.

— Congrès médical international de Londres, 1881. — Gazette des hôpitaux. Leçons sur la syphilis dentaire professées à l'hospice des Enfants-Assistés, p. 585, 618, 634 et 649, 1881.

Imp. A. Derenne, Mayenne. — Paris, boul. Saint-Michel, 52.

www.ingramcontent.com/pod-product-compliance
Ingram Content Group UK Ltd.
Pitfield, Milton Keynes, MK11 3LW, UK
UKHW020056100726
13658UKWH00004B/1786